健康中国2030·健康教育系列丛书

前列腺增生症（BPH）防治

主　编　梁国力

副主编　徐立静　冯艳慧

U0263147

科学出版社

北京

图书在版编目（CIP）数据

前列腺增生症（BPH）防治 / 梁国力主编. —北京：
科学出版社，2017.4
（健康中国2030·健康教育系列丛书）
ISBN 978-7-03-052525-3

Ⅰ. ①前… Ⅱ. ①梁… Ⅲ. ①前列腺肥大-防治Ⅳ. ①R697

中国版本图书馆CIP数据核字（2017）第073618号

责任编辑：张天佐　李国红 / 责任校对：邹慧卿
责任印制：赵　博 / 封面设计：范　唯

斜学出版社 出版
北京东黄城根北街16号
邮政编码：100717
http://www.sciencep.com
安泰印刷厂　印刷
科学出版社发行　各地新华书店经销
*
2017年4月第　一　版　　开本：787×960　1/32
2017年4月第一次印刷　　印张：1 5/8
字数：14 000
定价：15.00元
（如有印装质量问题，我社负责调换）

总　序

中共中央、国务院印发的《"健康中国 2030"规划纲要》指出："健康是促进人的全面发展的必然要求，是经济社会发展的基础条件。实现国民健康长寿，是国家富强、民族振兴的重要标志，也是全国各族人民的共同愿望。"

推进健康中国建设，是全面建成小康社会、基本实现社会主义现代化的重要基础，是全面提升中华民族健康素质、实现人民健康与经济社会协调发展的国家战略，是积极参与全球健康治理、履行 2030 年可持续发展议程国际承诺的重大举措。未来 15 年，是推进健康中国建设的重要战略机遇期。

为推进健康中国建设，提高人民健康水平，根据党的十八届五中全会战略部署，我们组织相关专家和医生，本着为大众健康服务的宗旨，编写了本套丛书，主要内容是针对常见病、多发病和大众关心的健康问题。本丛书以医学理论为基础，关注临床、关注患者需求、关注群众身心健康，通过简洁凝练、图文并茂、通俗易懂、简单实用的例子，指导群众如何预防疾病、患者何时就医，如何指导患者进行家庭康复和护理等，将健康的生活方式直接明了地展现在读者面前。

由于编写工作时间紧、任务重，书中难免有不足之处，敬请各位专家和读者提出宝贵意见和建议，以便今后加以改进和完善。

编委会

2017.1

目　录

一、概　　述

前列腺增生症（BPH），又称良性前列腺肥大，是老年男性常见疾病之一，为前列腺的一种良性病变。其发病原因与人体内雄激素与雌激素的平衡失调有关。病变起源于后尿道黏膜下的中叶或侧叶的腺组织、结缔组织及平滑肌组织，形成混合性圆球状结节。以两侧叶和中叶增生为明显，突入膀胱或尿道内，压迫膀胱颈部或尿道，引起下尿路梗阻。

前列腺增生引起梗阻时，膀胱逼尿肌增厚，黏膜出现小梁、小室和憩室。长期的排尿困难使膀胱高度扩张，膀胱壁变薄，膀胱内压增高，输尿管末端丧失其活瓣作用，产生膀胱输尿管反流。

前列腺位于膀胱与原生殖膈之间。前列腺底与膀胱颈、精囊腺和输精管壶腹相邻。前方为耻骨联合，后方为直肠壶腹。前列腺液的成分有卵磷脂小体、血细胞（包括白细胞和红细胞）、淀粉颗粒、结石或精子、蛋白质，正常情况下红细胞偶见，在炎症时才出现，如按摩过重可引起红细胞数增加，甚至出现可见的出血现象。

二、前列腺的位置和功能

（一）前列腺的位置

前列腺位于膀胱颈的下方、包绕着膀胱口与尿道结合部位，因此尿道的这部分被称为"尿道前列腺部"，即是说前列腺中间形成的管道构成尿道的上口部分。可以这样说，前列腺扼守着尿道上口，前列腺患病排尿首先受影响的道理就在于此（图1）。

前列腺表面由十分柔韧的三层结构构成的被膜覆盖包裹。外层由疏松的结缔组织和静脉构成，中层为纤维鞘，内层为肌层，前列腺的包膜形成了"屏障"对前列腺有保护意义。事物往往是两个方面的，包膜保护前列腺的同时，也使有治疗作用的药物难以进入腺体组织，成为治疗困难的原因。前列腺分为5叶，分别称作前叶、中叶、后叶和两侧叶。后叶位于中叶和两侧叶的后面，医生在直肠指检时摸到的即为此叶。

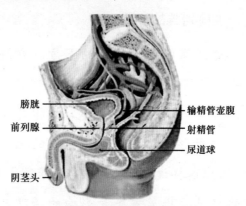

膀胱

前列腺

阴茎头

输精管壶腹

射精管

尿道球

图 1　前列腺的位置

（二）前列腺的功能

1. 具有外分泌功能

前列腺是男性最大的附属性腺，亦属人体外分泌腺之一。它可分泌前列腺液，是精液的重要组成成分，对精子正常的功能具有重要作用，对生育非常重要。前列腺液的分泌受雄性激素的调控。

2. 具有内分泌功能

前列腺内含有丰富的 5α - 还原酶，可将睾酮转化为更有生理活性的双氢睾酮。双氢睾酮在良性前列腺增生症的发病过程中起重要作用。通过阻断 5α - 还原酶，可减少双氢睾酮的产生，从而使增生的前列腺组织萎缩。

3. 具有控制排尿功能

前列腺包绕尿道，与膀胱颈贴近，构成了近端尿道壁，其环状平滑肌纤维围绕尿道前列腺部，参与构成尿道内括约肌。发生排尿冲动时，伴随着逼尿肌的收缩，内括约肌则松弛，使排尿顺利进行。

4. 具有运输功能

前列腺实质内有尿道和两条射精管穿过，当射精时，前列腺和精囊腺的肌肉收缩，可将输精管和精囊腺中的内容物经射精管压入后尿道，进而排出体外。

综上所述，前列腺有四项重要的功

能，在人体内发挥着重要作用。

（三）前列腺的作用

前列腺的一个重要功能就是分泌前列腺液，可以用示指进入肛门，通过对直肠按摩的方法取得。正常的前列腺液为淡乳白色，有蛋白光泽，每日分泌量约 0.5 ～ 2ml。前列腺液为精液的一部分，约占精液的 15% ～ 30%；其 pH 在 6 ～ 7，酸性；有保护、增强精子活动及润滑尿道等作用。炎症严重时前列腺液可变浓厚，色泽变黄或呈淡红色混浊，或含絮状物，并黏丝。

1. 对人体作用

前列腺液含有果酸和氨基酸，是促进精子的动力能源。前列腺液中含有大量的枸橼酸、磷酸、钾、钠、镁、钙等物质可使精液呈微碱性，可缓和阴道的酸性环境，提高精子的生存率和活力。此外，前列腺还是一个内分泌腺，它所分泌的酸性磷酸酶在青春期后急剧增加并达到高峰水平稳定下来，只有在前列腺癌发生时，酸性磷酸酶才会明显增高，所以医学上以酸性磷酸酶的变化来诊断前列腺癌。

2. 易充血

前列腺有着相当丰富的血液供应，但前列腺内的血液回路并不十分畅通，要通过许多细小的静脉才能流入髂内静脉，所以回流阻力很大。正因为这样的特点，使得体内其他部位的致病菌或其他有害物质，容易侵入前列腺而又难以清除，增加了前列腺受到损害的概率。

3. 促进精子成长

前列腺分泌的前列腺素，可促进精子生长成熟，假如每毫升精子中所含前列腺素 E 不到 11mg 时，精子就不能成熟，可以说如果没有前列腺，或者前列腺得了严重的疾病，就不可能有正常的精子活动，生育也就无从谈起了。

三、前列腺常规检查

（一）直肠指诊

前列腺呈饱满、增大、质地柔软、有轻度压痛。患病时间较长的前列腺会变小、变硬、质地不均匀，有小硬结。同时应用前列腺按摩的方法获取前列腺液，做一个常规检查（图2）。

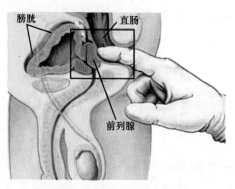

图2　前列腺直肠指诊

（二）前列腺液检查

前列腺液中白细胞在显微镜高倍视

野中超过 10 个，卵磷脂小体减少，可诊断为前列腺炎。如果同时做细菌培养，可以对慢性前列腺炎做出明确诊断和分类。如前列腺炎液细菌培养结果为阳性，则诊断为慢性细菌性前列腺炎；反之，则为慢性非细菌性前列腺炎。

（三）B 超检查

前列腺 B 超检查常用的扫描途径是经腹壁、经直肠、经会阴及经尿道四种。B 超检查前 30 分钟要求患者饮水 500 ～ 1000ml，使膀胱中度充盈，储尿约 300ml，充盈不足及充盈过度都不利于检查。前列腺超声检查比 CT 更有助于对前列腺癌位置、大小、形态、腺内侵犯范围的判断。有助于前列腺癌的分级和分期。

四、前列腺增生症的发病机制

（一）前列腺的病理改变

正常的前列腺分为内、外两层：内层为围绕尿道的尿道黏膜及黏膜下腺，又称移行带；外层为周边带，两层之间有纤维膜分隔。

前列腺发生增多改变时，首先在前列腺段尿道黏膜下腺体区域内出现多个中心的纤维肌肉结节及基质增生，进而才有腺上皮增生。病理可分为腺型结节和基质结节两种，这种结节若出现在无腺体区，则形成基质结节；然后刺激其邻近的上皮细胞增殖并侵入增生的结节内，形成基质腺瘤。增生组织将真正的前列腺组织向外周压迫，被挤压的组织发生退行性变，转变为纤维组织，形成灰白色坚硬假膜——外科包膜。

1. 病理分型

有人将增生的不同组织成分分为五型：纤维肌肉增生、肌肉增生、纤维腺瘤样增生、纤维肌肉腺瘤样增生和基质增生。其中基质增生是前列腺增生的重要特征。

2. 结构组成变化

前列腺增生时，间质所占比例（约60%）较正常前列腺（约45%）明显增加的同时，间质的结构成分也发生变化，平滑肌占间质的面积百分比明显高于正常前列腺，而上皮增生以基底细胞的增生肥大为特点，基底细胞由正常扁平变为立方和矮柱状。平滑肌细胞粗大、密集，弥漫地分布于间质中，核形态未有明显异常变化，但腺上皮细胞 DNA 及 RNA 的活力均增加，而老年前列腺增生症腺体组织的主要特征则呈现出血管成分的下降。

3. 与症状相关的病理变化

前列腺增生症的症状与以下三方面

的变化有关：

◆（1）逼尿肌的病变：动物试验证明，梗阻发生以后，膀胱逼尿肌发生显著变化，逼尿肌内的神经末梢减少，即部分去神经现象，膀胱体积增大，但肌肉的收缩强度相对减弱，乙酰胆碱酯酶的活性显著降低。

◆（2）前列腺动力因素：人类的前列腺含有较多的 α_1-AR 受体，98% 均存在于腺基质内，人类前列腺肌细胞可通过这种受体刺激平滑肌收缩张力增加，引起膀胱出口部梗阻。

◆（3）前列腺静力因素：即前列腺体积的逐渐增大对膀胱颈造成压迫而出现梗阻症状。

前列腺增生时前列腺腺体、结缔组织和平滑肌组织逐渐增生，可形成多发性结节，这些组织学过程开始于尿道周围的前列腺等组织，然后向前列腺外层扩展。

这些结节不断增长，将周围腺组织压迫形成前列腺假包膜，其厚度为 $2 \sim 5mm$，质白而且坚实，具有弹性。

（二）尿道及膀胱的改变

前列腺增生症病理生理变化的根本原因是膀胱流出通道梗阻，在此基础上发生膀胱功能异常、上尿路扩张及肾功能损害。

1. 膀胱流出通道梗阻

前列腺增生症首先引起膀胱流出道梗阻。膀胱流出道梗阻有因前列腺增生造成尿道横切面积下降和尿道延长所致的机械性梗阻，以及前列腺部尿道、前列腺组织和前列腺包膜的张力增高所致的动力性梗阻。增生的前列腺组织中，平滑肌组织和明显增生 α_1 受体是影响这种张力的主要因素。

2. 膀胱功能异常

主要表现为不稳定膀胱、膀胱无力

和低顺应性膀胱。52%～82% 的 BPH 出现不稳定性膀胱。不稳定性膀胱是引起尿频、尿急、紧迫性尿失禁的主要原因。膀胱逼尿肌无力、收缩功能下降，也可致排尿困难、术后恢复差。

前列腺增生性结节可拉长、扭曲、压迫后尿道，中叶增生结节甚至突入膀胱颈造成梗阻，导致排尿困难。若前列腺仅向外周增生扩展，不压迫、阻塞尿道和膀胱颈，则不引起排尿困难。所以临床上可以见到有些老年男性前列腺明显增大，但排尿自如。

临床上还发现前列腺增生程度与排尿困难症状不成比例。因此造成前列腺增生患者排尿困难不止前列腺增生一个因素。现代研究已明确排尿困难还与前列腺包膜张力及膀胱颈部、前列腺、尿道平滑肌紧张度密切相关。张力和紧张度增高，排尿困难症状加剧。这些部位的张力随交感神经兴奋性增加而增加，而交感神经兴奋性受这些部位丰富的 α_1 受体调节的。所以不难解释焦虑、紧张、寒冷等交感神经兴奋会加剧前列腺增生患者排尿困难，而 α_1 受体阻滞药会缓解这些患者的排尿困难症状。

除此之外，排尿困难还与膀胱逼尿肌的顺应性和协同性有关。实验证实，任何使尿流减弱的慢性疾病都会对膀胱有影响，一般以膀胱全层增厚（上皮细胞、平滑肌结缔组织及浆膜均受影响）、顺应性和协同性降低为表现。

前列腺增生不断进展，排尿困难加剧，膀胱逼尿肌因长期过分逼尿，最终导致损害，膀胱壁由初起的代偿增高，到最终膀胱壁变薄，布满小梁、小室，甚至出现膀胱憩室，更加剧了排尿障碍。

（三）上尿路的病理改变

上尿路病理改变会产生大量残余尿。

五、前列腺增生症的病理病因

　　前列腺位于直肠前，形似栗子，底部紧贴膀胱颈部，包绕着后尿道。正常成年男性前列腺底部横径 4cm，纵径 3cm，前后径 2cm，重 20g，是男性最大的附属性腺。它分泌一种乳白色浆性液体，是精液的组成成分，内含有钠、钾、钙、氯、锌、镁、碳酸氢钠、柠檬酸盐、蛋白质和淀粉，还有酸性磷酸酶和前列腺特异性抗原。当前列腺发生癌变，它们在血清中的含量会明显上升。

　　前列腺的大小随年龄变化，幼儿时极小，腺组织不发达，主要由平滑肌及结缔组织构成；成熟期前列腺急剧增长，特别是腺组织；到老年又逐渐退化，腺组织萎缩。老年人产生前列腺增生则是病理现象。

目前，前列腺增生症的病因仍不十分明了。概括地说，老年男性体内性激素，包括雄性激素和雌性激素代谢失去平衡是导致前列腺良性增生的病因。但具体环节和机制虽经多年基础和临床研究，目前仍不十分明确。

发生前列腺增生，一定有两个必备的条件：一是高龄，二是存在有功能的睾丸。早在90年前就有人指出被阉割的男性不会出现前列腺增生。

六、前列腺增生症的症状体征

前列腺增生在临床上主要表现为膀胱刺激症状和梗阻症状。

（一）尿频

尿频为最早出现的症状，首先为夜间尿频，随后白天也出现尿频。后期膀胱逼尿肌失代偿后剩余尿增多，膀胱有效容量减少，也使尿频更加严重。

（二）排尿困难

进行性排尿困难为该病的显著特点，表现为排尿起始延缓、尿线变细、射程缩短、尿后滴沥等。严重者出现尿潴留和充盈性尿失禁。

（三）血尿

前列腺黏膜上毛细血管充血及小血管扩张，并受到膀胱充盈、收缩的牵拉而破裂出血。合并膀胱肿瘤时也会出现血尿。

（四）国际前列腺症状评分（IPSS）

询问患者有关排尿的 7 个问题，根据症状严重程度对每个问题进行评分（0～5分），总分为 0～35 分（无症状至非常严重的症状）。详见表 1。

其中 0～7 分为轻度症状；

8～19 分为中度症状；

20～35 分为重度症状。

尽管 IPSS 分析力图使症状改变程度得以量化，但仍会受到主观因素的影响。

（五）前列腺增生对人体的影响

前列腺不一定增生了就会对人体产生不良影响，要看增生有没有对尿路造成梗阻，是否有并发症。一般不会直接危及生命，但其并发症可严重影响身体健康，常见的并发症有尿路感染、急性尿潴留、血尿、膀胱结石、尿毒症、痔疮、脱肛等。

表 1 IPSS 评分表

在最近的一个月，您是否有以下症状？	无	少于 1 次	在五次中 少于半数	大约半数	多于半数	几乎每次	症状评分
1. 是否经常有尿不尽感？	0	1	2	3	4	5	
2. 两次排尿间隔是否经常小于两小时	0	1	2	3	4	5	
3. 是否曾经有间断性排尿？	0	1	2	3	4	5	
4. 是否有排尿不能等待现象？	0	1	2	3	4	5	
5. 是否有尿线变细现象？	0	1	2	3	4	5	
6. 是否需要用力及使劲才能开始排尿？	0	1	2	3	4	5	
7. 从入睡到早起一般需要起来排尿几次？	没有 0	1 次 1	2 次 2	3 次 3	4 次 4	5 次 5	

症状评分 =

（六）前列腺增生体积越大，症状越严重吗？

不是的。前列腺正常时像栗子般大小，轻度肥大为鸽蛋大，中度肥大为鸡蛋大，重度肥大为鹅蛋大。但是大小与症状的严重与否并不成正比。例如，增生的位置刚好在前列腺中叶，即使是鸽蛋大，也可引起严重的尿流阻塞。有些患者即使增生的体积很大，但是排尿情况良好，症状其实并不严重。

七、前列腺增生症的检查方法

诊断检查：有前列腺增生的病史，老年男性有进行性排尿困难者，首先考虑有前列腺增生症的可能。

（一）体格检查

急性尿潴留时，下腹部膨隆。耻骨上区触及充盈的膀胱。直肠指检：前列腺增大、表面光滑，富于弹性，中央沟变浅或消失。可按照腺体增大的程度把前列腺增生分成3度。

Ⅰ度肿大：前列腺较正常增大1.5～2倍，中央沟变浅，突入直肠的距离为1～2cm；

Ⅱ度肿大：腺体呈中度肿大，大于正常2～3倍，中央沟消失或略突出，突入直肠2～3cm；

Ⅲ度肿大：腺体肿大严重，突入直

肠超过3cm，中央沟明显突出，检查时手指不能触及上缘。

（二）实验室检查

由于长期尿潴留影响肾功能时，肌酐、尿素氮升高，合并尿路感染时尿常规检查有红细胞、脓细胞。

PSA 测定

BPH 时 PSA 虽可增高，但测定 PSA 的意义不在于诊断 BPH，而在于早期发现前列腺癌。结合游离 PSA、直肠指检、B 超可发现大多数前列腺癌。

正常参考值：0～4ng/ml；

4～10ng/ml 可疑；

>10ng/ml 怀疑肿瘤。

（三）其他辅助检查

1. 影像学检查

◆（1）X 线：IVU 或膀胱尿道造影时于前后位及排尿状态下摄片，可见膀胱底部抬高，有弧形密度减低阴影，后尿道长度增加。如合并憩室、肿瘤、结石可显示充盈缺损。晚期 IVU 可显示膀胱输尿管反流、肾积水或肾显影不佳甚至不显影。

◆（2）B 超：有经直肠和经腹部超声两种方法，以经直肠 B 超为佳。可测定腺体大小、剩余尿，并可根据声像图排除前列腺癌。

前列腺体积 =0.52×（前列腺左右、前后、上下径）的乘积。

2. 膀胱镜检查

可见膀胱颈部突出隆起，尿道内口变形。膀胱壁形成小梁、小室甚至憩室。如合并膀胱结石、膀胱肿瘤也可一并诊断。该方法不作为常规检查，仅在有指征时进行。

3. 尿动力学检查

此为无创性检查，测定时膀胱容量

应＞150ml。主要指标有：最大尿流率（Q_{max}，正常＞15ml/s）、膀胱容量（bladder capacity，正常男性350～750ml）、逼尿肌收缩力等，对前列腺增生症的治疗选择及预后判断有重要意义。

4. 剩余尿量测定

患者排尿后，插入导尿管，收集膀胱内尿液，测定其容量即为膀胱残余尿量。亦可用超声波测定其排尿后膀胱容量，计算出残余尿量。正常＜50ml。前列腺增生时，剩余尿量常增加。

八、前列腺增生症的鉴别诊断

1. 神经源性膀胱功能障碍。

2. 糖尿病周围神经病变。

3. 膀胱颈纤维性挛缩。

4. 前列腺癌。

5. 前列腺炎。

6. 包茎、尿道狭窄。

7. 逼尿肌病变，需配合尿流动力学检查加以鉴别。

九、前列腺增生症的危害

前列腺增生、肥大是人体在性激素平衡失调等因素作用下，引起后尿道黏膜下的中叶或倒叶的腺体结缔组织及平滑肌组织逐渐增生，而形成多发性球状结节，使尿道、膀胱和肾脏发生一系列功能紊乱的疾病。

发病初期，表现为排尿次数增多，夜间少则2～3次，多则5～6次，而且排尿时间延长。随着前列腺的进一步增生，尿液受阻现象越来越重，尿流变细，使尿潴留在膀胱内不能排出。久而久之，膀胱代偿能力逐渐减退、丧失性功能。如果此时，饮酒、劳累、加之气候变化就会引起前列腺进一步充血、水肿而加重阻塞症状，继而引起输尿管积水、肾功能丧失，而出现昏迷等尿毒症症状，危及生命。

前列腺肥大有以下三种主要危害：

◆（1）如果你的膀胱始终无法完全排空，陈积的尿液会发生感染（见男性膀胱炎）。

◆（2）当外流的尿液受阻，膀胱内部压力增高，肾脏及输尿管（将尿液从肾脏输往膀胱的管道）会受到影响。这会导致肾脏感染（见急性肾盂肾炎）。

◆（3）如果发生前列腺严重肥大而不加以治疗，膀胱肌肉可能无法克服阻止尿流的抗阻力，并可能会突然或逐渐地停止运作。

十、前列腺增生症的治疗

BPH 患者一经诊断和评估，医生就应该告知患者有几种不同的治疗方法可供选择。患者也应该同医生商讨，听取医生的指导来选择效果好、不良反应少的治疗方法。

（一）等待观察

关于 BPH 自然病程的研究报道并不多。病程进展和出现并发症的危险性尚不确定。毫无疑问，对于出现症状的 BPH 患者，病情发展有时不可避免，但一部分患者的症状有可能自动缓解或消失。前列腺增生患者如长期症状很轻，不影响生活与睡眠，一般不需治疗，但需密切随访。

对 BPH 自然病程的回顾性研究容易出现偏差，这与病例选择和随访类型及程度有关，而前瞻性研究的报道很少。选择等待观察并不意味着放任病情发展，消极等待。每年应进行 1 次全面评估，包括 IPSS、DRE、尿常规、肾功能测定、尿动力学检查、B 超及必要的影像学检查。有疑问时测定血清 PSA 水平，警惕前列腺癌（Pca）的发生。在研究者对一系列患者观察 2～2.5 年不予治疗，有 33%～60% 症状改善，许多患者病情稳定，30%～45% 患者需手术治疗。另一组 112 例 BPH 患者约 38% 需要前列腺切除，而 945 例无 LUTS 者，只有 8% 需手术。最能预测手术结果的是前列腺体积和 Q_{max} 的变化。年龄的手术风险，50 岁约 10%，70 岁约 50%。

如上所述，观察等待适用于轻度症状患者（评分 0～7）。中重度症状患者如果坚持的话也可一试，但最佳随访周期和治疗干预时机尚无定论。

（二）药物治疗

药物治疗理想疗效：①减轻排尿困难症状，改善生活质量；②解除 BOO 的动力性因素与静力性因素；③能影响前列腺增生的发展进程，抑制其增生并缩小体积，减少远期并发症的发生。

1. α - 肾上腺素能受体（α-AR）阻滞剂

适用于有下尿路症状的 BPH 患者。推荐坦索罗辛、多沙唑嗪、阿夫唑嗪和特拉唑嗪用于 BPH 的药物治疗。急性尿潴留患者接受 α-AR 阻滞剂治疗后成功拔出导尿管的概率明显高于安慰剂治疗。药物治疗常见副作用包括头晕、头痛、无力、困倦、体位性低血压、逆行射精。

2. 5α 还原酶抑制剂

目前国内应用的 5α 还原酶抑制剂包括非那雄胺和依立雄胺。用于治疗前列腺体积增大伴下尿路症状的 BPH 患者不适用于仅有下尿路症状而无前列腺体积增大者。

3. 联合治疗

联合应用 α-AR 阻滞剂和 5α 还原酶抑制剂能明显降低 BPH 临床进展的危险性，比单一用药的疗效更好，尤其是前列腺体积大于 40ml 者，长期治疗的效果好。

4. 中药和植物制剂有一定疗效

目前最常用的植物药是以下几种植物的提取物。

◆（1）锯叶棕榈。

◆（2）非洲臀果木。

◆（3）南非洲星草。

◆（4）黑麦花粉。

◆（5）南瓜籽。

◆（6）紫锥花的根。

◆（7）欧洲山杨树的叶子。

植物药的主要疗效是减轻症状，对于有轻度以上症状的患者，应用植物药治疗，可改善症状。对于有中度至重度症状的患者，主张给予更为有效的药物治疗，（α-AR）阻滞剂和非那雄胺在临床上已证实其有效性及安全性。

（三）BPH 的外科治疗

1. 适应证

◆（1）反复尿潴留（至少在一次拔除导尿管后不能排尿或两次尿潴留）。

◆（2）反复血尿；5α 还原酶抑制剂治疗无效；反复泌尿系感染。

◆（3）合并有膀胱结石；继发性上尿路积水（伴或不伴有肾功能损害）。

2. 手术方式

◆（1）开放手术：前列腺体积>80ml，特别是合并膀胱结石，膀胱憩室需一并处理者或中叶增生明显，骨盆畸形无法行腔内手术者，可选用耻骨上（经膀胱）前列腺摘除术，除此以外还有耻骨后前列腺摘除术，保留尿道的耻骨后前列腺摘除术以及前列腺联合部切开术可供选择。

◆（2）经尿道前列腺切除术（transurethral resection of prostate，TURP）。TURP 为世界公认的"金标准"，临床应用最有效，较开放切除安全，术后痛苦小，很少需输血，术后恢复快。据报告，TURP 后长期随诊，患者中约 25% 效果不理想，10 年后其中 10%～20% 需再次手术，术后尿失禁率 2%～4%，阳痿发生率 5%～10%，递向射精 70%～75%，一年内死亡率 0.3%。

北京市宣武医院自 1985 年以来，共进行 TURP 术 500 余例，随访 10 余年，再手术率为 6.8%（术后 2 周内）和 0.97%（远期），手术时间 20～160

分钟，平均 67.8 分钟，切除腺体重量 16.5～85g，平均 24.5g。术后暂时尿失禁 2%，无永久性尿失禁，无手术直接死亡。笔者认为 TURP 为手术治疗 BPH 的最有效方法。但开放手术适合于巨大腺体（70g 以上）和不具备 TURP 设备和技术条件的医院。开放手术，往往需输血，痛苦大，卧床时间长，并发症多，尿失禁率约 3%。BPH 增生结节将腺体压迫成"外科包膜"，手术仅切除增生部分留下受压腺体（外科膜），术后直肠内仍可触及增大腺体，腺体可再增生，术后 8～10 年复发率 10%～15%，仍有发生前列腺癌的可能。一般有下列情况不宜做 TURP 手术。

A. 严重的高血压、急性心肌梗死，未能控制的心力衰竭、严重心律失常，近期因脑血管意外发生偏瘫。

B. 严重支气管哮喘，肺气肿合并肺

部感染，肺功能显著减退者。

C. 严重肝肾功能异常。

D. 全身出血性疾病。

E. 2 型糖尿病。

F. 精神障碍、不能配合治疗者。

G. 装有心脏起搏器者、如要行 TURP 术，需术中心电监护、备体外起搏器。

H. 严重尿道狭窄。

I. 合并巨大膀胱憩室或多发较大膀胱结石。

J. 合并体积较大、多发或呈浸润生长的膀胱肿瘤。

◆（3）经尿道激光治疗良性前列腺增生症：泌尿外科主要利用激光的致热作用，即激光被组织吸收后，瞬间将光能转化为热能，使组织凝固、坏死乃至汽化，从而达到止血、切割及分离的目的。

◆（4）前列腺支架：可分暂时性和

永久性，放入后即有效。由惰性的、生物相容性好且为非磁性的镍钛记忆合金编成的管型网状前列腺尿道支架物，主要适用于前列腺增生尿道严重梗阻而全身状况不允许手术且前列腺尿道短于2.5cm的患者，具有易放置、无反应、可长期安放的优点，存在的问题是：①支架可移位；②血尿；③感染；④结石形成。现多用永久性网状支架，可深入上皮内，支架不易移位，也很少发生血尿、感染和结石。支架系编织，牵其一头即可取出。

◆（5）为了减少下泌尿道综合征的发生，最好先采用热疗法，然后再用TURP，以最大限度地提高患者的生活质量。

◆（6）球囊扩张术（TUDP）方法安全，康复迅速，极少影响性功能和出现逆向射精。扩张时需麻醉。适应证为：①顺应性膀胱；②无中叶肥大；③腺体重量<40g；④无尿潴留。此项治疗后易于复发。

◆（7）高强度超声聚焦：常用经直肠超声聚焦，使前列腺发生凝固坏死，其周围温度不足以损伤直肠，主要并发症为一过性血精、镜下血尿，部分可有尿潴留及尿路刺激症状等。

3. 手术并发症

◆（1）尿道损伤：外括约肌远侧，近侧尿道损伤，膀胱三角区下方损伤。

◆（2）出血：术后当日出血，继发性出血。

◆（3）穿孔与外渗。

◆（4）电切综合征。

◆（5）附睾炎。

◆（6）尿失禁：暂时性尿失禁，永久性尿失禁。

◆（7）深静脉血栓形成与肺栓塞。

◆（8）尿道狭窄：尿道外口狭窄，

膀胱颈挛缩，其他狭窄部位。

◆（9）性功能障碍。

4.出院后注意事项

◆（1）口服尿路抗感染药物，有膀胱刺激征者口服泌尿灵，定期复查尿常规。

◆（2）注意预防继发性出血，前列腺窝创面未完全愈合前，1个月内仍有出血可能，嘱患者适当多饮水，避免饮酒及辛辣饮食，保持大便通畅，防止排便过度用力，避免骑自行车活动，避免性生活。一旦发生出血，血块形成，造成排尿困难，膀胱胀满，应去医院急诊处理。

◆（3）注意附睾炎的发生，常在术后1～4周内发生，出院后如出现阴囊肿大、疼痛、发热等症状，及时去医院就诊。

◆（4）注意尿道狭窄的发生。术后如尿线逐渐变细，甚至出现排尿困难，及时就诊，如有狭窄，定期行尿道扩张，效果较满意。

◆（5）如膀胱刺激症状不缓解或膀胱残余尿量较多，尿常规多次异常者，应详细检查神经及内分泌系统，必要时进行尿动力检查，以排除神经性膀胱功能障碍。

5. 其他物理治疗

目前认为 50℃以下微波治疗对 BPH 无效，激光切除和经尿道针刺消融对 BPH 的治疗，其切除的彻底性和远期疗效尚不肯定。

十一、前列腺增生症的预防护理

　　年龄是前列腺增生发病的基本条件之一。40岁对于人的发育来说是个重要的转折点，正如《素问·阴阳应象大论》中所说："年四十，而阴气自半矣，起居衰矣"。说明40岁以后，人的各组织器官开始走下坡路，譬如人的前列腺组织中间质成分相对于上皮组织更活跃，发生前列腺增生时，主要表现为间质增生。虽然人们对前列腺增生病因尚未彻底明了，但以下措施对减轻病情及推迟该病的发生仍有一定的价值。

　　饮食应以清淡、易消化者为佳，多吃蔬菜水果，少食辛辣刺激之品，少饮或戒酒以减少前列腺充血的概率。切忌长时间憋尿，以免损害逼尿肌功能。尽可能少骑自行车，减少对前列腺部位的压迫以免加重病情。及时治疗泌尿生殖系统感染，积极预防尿潴留的发生。对于性生活，既不纵欲，亦不禁欲，可根据年龄和健康状况而定。应保持心情舒畅，避免忧思恼怒，切忌过度劳累。适度进行体育活动，有助于增强机体抵抗力，并可改善前列腺局部的血液循环。

（一）前列腺增生的三级预防

1. 一级预防

在没有前列腺病的人群中，大力开展健康教育，动员全社会都来关注男性健康。而关注男性健康应从前列腺开始，要提高广大群众对前列腺健康重要性的认识。"前列腺病难治，但可以治好，也不可怕，可怕的是整个社会对这个潜在威胁的漠然和无知。"当然，健康教育应贯穿在整个前列腺病防治的过程中，无病预防，有病促进康复。

2.二级预防

在患了前列腺疾病后应尽可能地早治疗，彻底治疗，不留后遗症和并发症。

3.三级预防

在疾病已经发生器质性变化后如何维护它的功能，如前列腺已经中度肥大了，说用药可以把肥大消除掉并恢复正常大，那是不现实的。但应该帮助机体恢复排尿的功能，做到不阻不憋，顺畅自然，维护正常肾功能。

（二）预防方法

1.保持清洁

男性的阴囊伸缩性大，分泌汗液较多，加之会阴部通风差，容易藏污纳垢，局部细菌常会乘虚而入。这样就会导致前列腺炎、前列腺肥大、性功能下降。若不及时注意还会发生危险。因此，坚持清洗会阴部是预防前列腺炎的一个重要环节。

2. 防止受寒

秋冬季节天气寒冷，因此应该注意防寒保暖。预防感冒和上呼吸道感染的发生；不要久坐在凉石头上，因为寒冷可以使交感神经兴奋增强，导致尿道内压增加而引起逆流。

3. 按摩保健

可以在临睡前做自我按摩，以达到保健的目的。操作如下：取仰卧位，左脚伸直，左手放在神阙穴（肚脐）上，用中指、食指、无名指三指旋转，同时再用右手三指放在会阴穴部旋转按摩，一共100次。完毕换手做同样动作。肚脐的周围有气海、关元、中极各穴，中医认为是丹田之所，这种按摩有利于膀胱恢复。小便后稍加按摩可以促使膀胱排空，减少残余尿量。会阴穴为交会穴，可以通任督二脉，按摩使得会阴处血液循环加快，起到消炎、止痛和消肿的作用。